AF299924

LES
LÉPREUX A PARIS

(Communication à la Conférence pour l'étude de la Lèpre. Berlin, octobre 1897.)

PAR

H. HALLOPEAU

Agrégé à la Faculté de médecine
Médecin de l'hôpital Saint-Louis
Membre de l'Académie de médecine

PARIS

MASSON ET Cie, ÉDITEURS

120, BOULEVARD SAINT-GERMAIN

1897

LES

LÉPREUX A PARIS

(Communication à la Conférence pour l'étude de la Lèpre. Berlin, octobre 1897.)

PAR

H. HALLOPEAU

Agrégé à la Faculté de médecine
Médecin de l'hôpital Saint-Louis
Membre de l'Académie de médecine

———

PARIS

MASSON ET Cie, ÉDITEURS

120, BOULEVARD SAINT-GERMAIN

—

1897

BIBLIOTHÈQUE NATIONALE — IMPRIMÉS

LES

LÉPREUX A PARIS

Naguère encore, la lèpre était pour ainsi dire inconnue à Paris ; on savait que, de temps à autre, on en observait un cas à l'hôpital Saint-Louis, mais ces faits étaient considérés comme des plus exceptionnels, et, en réalité, la presque totalité des médecins français arrivaient à la fin de leur carrière sans en avoir personnellement observé un seul.

Il n'en est plus de même aujourd'hui.

STATISTIQUE ET ORIGINE DES CAS DE LÈPRE A PARIS. — Nous avons, à Paris, une petite colonie de lépreux qui est en voie de rapide accroissement, non que ces malades se multiplient, mais par le fait d'incessantes recrues. Si l'on consulte à cet égard les registres de l'hôpital Saint-Louis, on peut voir que l'on n'y trouve inscrits comme entrés, depuis le commencement du siècle jusqu'en 1860, qu'une demi-douzaine de lépreux ; à partir de cette date, ce chiffre augmente sensiblement : c'est ainsi qu'en 1871 M. Lamblin, dans sa thèse inaugurale, en publie neuf observations recueillies presque toutes à Saint-Louis depuis 1862, soit environ une par an ; jusqu'en 1887, ce chiffre peut être encore considéré comme une moyenne ; si, en effet, il est des années, comme 1883, où l'on a exceptionnellement enregistré quatre entrées, aucune n'a été signalée en 1879, 1880, 1882, 1885, 1886. Cependant, dès cette époque, M. Besnier écrivait dans le beau travail qu'il communiqua à l'Académie de médecine à l'occasion de l'œuvre magistrale du bien regretté Leloir : « la question des origines et des modes de propagation de la lèpre, est une des plus graves et des plus urgentes qu'ait à résoudre le médecin de notre époque ; en effet, la multiplication contemporaine des foyers lépreux jusque dans des pays voisins, le développement de la politique coloniale de la France et l'augmentation croissante des communications internationales, donnent à cette question un intérêt particulier et immédiat ».

Depuis lors, conformément à ces prévisions, la situation s'est notablement aggravée. En effet, à partir de 1887, une augmentation notable s'est produite ; jusqu'à la fin de 1896, la moyenne s'élève à deux et demi. Dans le premier semestre de 1897, son accroissement a été énorme, car *dix nouveaux lépreux* sont entrés à Saint-Louis : ce chiffre est de vingt fois supérieur à celui d'il y a vingt ans ; c'est une véritable invasion lépreuse que nous constatons également en ville : il y a là une situation qui mérite au plus haut degré l'attention des hygiénistes ainsi que de la police sanitaire.

A quelle cause doit-on rapporter cette inquiétante augmentation ?

En grande partie à l'accroissement si considérable que prennent de jour en jour nos relations avec les pays à lèpre.

Il faut y ajouter, comme un élément d'importance capitale, la croyance, erronée suivant nous, d'après laquelle le séjour dans notre climat exercerait une influence favorable sur l'évolution de cette maladie : les malades des pays à lèpre affluent chez nous pour y chercher une guérison qu'ils y trouvent exceptionnellement à l'hôpital, moins rarement, d'après les observations de M. Besnier, en ville : dans quelques cas en effet, on y voit la lèpre s'arrêter dans son évolution et n'être plus caractérisée que par les altérations indélébiles qu'ont laissées les poussées antérieures ; des faits semblables ont été signalés dans des pays à lèpre ; nous ne pouvons considérer comme démontré que ces améliorations soient dues à l'influence de notre climat.

La presque totalité de ces malades viennent des pays chauds. Il est un foyer français cependant qui n'est pas sans importance ; nous voulons parler de Nice et de ses environs : depuis 1870, quatre lépreux entrés à Saint-Louis sont notés comme venant de cette région.

Pour ce qui est de la lèpre Bretonne, nous n'en connaissons à Paris qu'un cas certain : le malade est encore actuellement à l'hôpital Saint-Louis ; il faut y ajouter, selon toute vraisemblance, une femme que nous avons présentée cette, année même à la Société française de dermatologie et qui est encore à l'étude.

Enfin, notre collègue M. Du Castel a étudié une malade née à Dieppe, et n'ayant jamais quitté la France, chez laquelle l'existence du bacille de Hansen a démontré l'existence d'une lèpre : on peut supposer que son séjour dans un port maritime l'aura exposée à la contagion.

Tous les autres lépreux observés à Paris venaient, soit de nos colonies, soit de l'étranger. Nous citerons, parmi leurs pays d'origine, en Europe, les îles Ioniennes et le Portugal ; en Asie, l'Hindoustan et le Tonkin ; en Amérique, Haïti, les Antilles, la Guyane, le Brésil, le Venézuéla, le Para, le Mexique ; en Afrique, la Réunion, Maurice, Madagascar, la Tunisie, l'Algérie, etc.

Aucun cas ne nous est venu jusqu'ici de la Norvège ni des bords de la Baltique.

On ne connaît pas actuellement de lèpre Parisienne autochtone ;

nous avons vu, il est vrai, récemment une enfant de 11 ans chez laquelle la lèpre s'est manifestée alors qu'elle habitait Paris depuis plusieurs mois ; mais ce fait n'a aucune valeur au point de vue de la lèpre autochtone, car cette jeune fille demeure avec son père qui est lui-même atteint depuis plusieurs années d'une lèpre grave contractée dans l'Amérique du Sud.

Nous ne pouvons cependant nous dissimuler que nous nous trouvons en désaccord, à cet égard, avec un léprologue des plus autorisés, notre très honoré collègue et ami Zambaco.

S'il faut l'en croire, le nombre des lépreux autochtones serait de beaucoup supérieur à celui qu'indiquent nos statistiques, car celles-ci auraient le grave défaut de ne pas y comprendre la plupart des cas publiés sous la dénomination de *sclérodermie* et de *morphée* ; cette dernière maladie, en particulier, ne serait autre qu'une forme de lèpre modifiée et atténuée par l'action de notre climat.

Notre confrère invoque pour principal argument en faveur de cette théorie, qu'il développe avec un grand talent de dialectique dans le beau livre qu'il vient de faire paraître sous le titre de : *les Lépreux ambulants à Constantinople*, un fait que nous avons communiqué en 1893 à la Société française de dermatologie sous le titre de : *Morphæa alba plana* ; il montre, sur une même planche, deux images représentant, l'une, l'éruption de cette femme, l'autre un exemple typique de lèpre maculeuse, et il insiste sur les grandes analogies qu'elles présentent : dans l'une et l'autre, en effet, l'on voit des plaques décolorées qu'entoure un anneau offrant cette pigmentation toute particulière qui lui a mérité le nom de *lilac ring* ; la démonstration paraît catégorique : elle repose malheureusement surtout sur un trompe-l'œil : si, en effet, notre excellent artiste Baretta représente avec une étonnante fidélité la forme et la couleur des lésions, il ne peut nécessairement rien nous apprendre relativement à leur consistance non plus qu'à leur sensibilité ; or, lorsque l'on étudie à ce point de vue l'histoire des deux malades dont les éruptions sont représentées sur cette planche, il est aisé de voir qu'ils présentent des différences essentielles : tandis, en effet, que, dans cette forme maculeuse de la lèpre, la sensibilité est altérée et la consistance du tissu décoloré normale, dans la morphée au contraire la sensibilité est intacte et la consistance considérablement augmentée, à tel point qu'elle peut donner la sensation ligneuse ; ce sont là deux différences qui nous paraissent suffire à séparer les deux maladies.

M. Zambaco nous objectera que la sensibilité peut être conservée dans la lèpre ; nous n'en disconvenons pas, et la preuve en est que, chez la jeune Bretonne que nous avons présentée cette année comme atteinte d'une lèpre érythémateuse, la sensibilité reste jusqu'ici indemne ; mais il n'en est pas de même dans la forme achromique.

Dans aucun des faits signalés par M. Zambaco comme des cas de lèpre sans anesthésie, il ne s'est agi de cette forme atrophique, et l'on peut toujours dire, avec Leloir : « *On constate une anesthésie absolue au niveau de ce centre achromique.* »

Il faut tenir aussi grand compte, dans la comparaison entre la morphæa alba plana et la lèpre achromique, de l'évolution de la maladie : tandis que celle-ci aboutit constamment au tableau symptomatique de la lèpre confirmée et à une terminaison fatale, celle-là, au contraire, reste compatible avec un état de santé générale relativement satisfaisant, elle guérit habituellement et l'on ne la voit jamais s'accompagner de signes de lèpre confirmée.

Nous citerons comme démonstrative à cet égard l'observation de la malade sur laquelle M. Zambaco insiste avec tant de persistance et qu'il considère comme un fait quasi classique de lèpre.

Tandis que nous l'avons publiée, il y a quatre ans, comme un cas de morphée remarquable par l'étendue et le nombre des plaques, M. Zambaco écrit à son sujet : « Il est plus que probable que cette femme a succombé à la lèpre, à la fin indéniable pour tout le monde. »

Nous pouvons, à cet égard, rassurer pleinement notre éminent collègue ; ayant revu ces jours derniers notre malade au Havre, où elle habite, nous avons pu constater que son état général est relativement satisfaisant et qu'elle ne présente aucun signe de lèpre : ses plaques ont presque toutes disparu ou sont en voie de régression, caractérisées seulement par une pigmentation brunâtre plus ou moins avec ou sans amincissement des téguments. Dans un très petit nombre de plaques, de petits îlots achromiques et indurés persistent disséminés entre les taches pigmentées ; au niveau d'un seul, grand comme une petite lentille, la sensibilité est altérée : cette morphée est donc en bonne voie de guérison ; si nous ajoutons qu'il n'existe chez cette femme aucun autre trouble de la sensibilité, sauf, au voisinage de l'ombilic, une légère obtusion qui disparaît de suite si l'on tient éveillée l'attention de la malade, nous pouvons affirmer à M. Zambaco que ce cas n'a rien à faire avec la lèpre et qu'il s'agit bien de l'espèce morbide connue depuis Erasmus Wilson sous le nom de *morphæa alba plana* et bien étudiée par notre école de Saint-Louis.

La conservation habituelle de la sensibilité, la conformation géométrique des lésions cutanées en plaques ovales ou arrondies, leur induration ligneuse accompagnée parfois d'une saillie notable, leur guérison fréquente et l'absence d'autres altérations forment un ensemble de caractères qui la séparent nettement de la lèpre et ne permettent même pas de la considérer comme une forme atténuée ou dégénérée de cette maladie.

Ce que nous venons de dire de la *morphæa alba plana* est applicable à la grande majorité des faits publiés en France sous le nom de sclérodermie ; on y constate également la conservation de la sensibilité et l'induration souvent ligneuse, contrairement à ce qui existe dans la lèpre.

Pour ce qui est enfin de la maladie de Morvan, la question est à l'étude ; il résulte des observations de M. Jeanselme que, jusqu'ici, on n'est pas autorisé à faire rentrer dans le cadre de la lèpre les cas typiques de cette affection.

Nous sommes donc en droit de nous refuser à étendre, comme le voudrait M. Zambaco, le champ de nos lèpres autochtones en y englobant les maladies dont nous venons de parler ; la forme nouvelle que désigne notre éminent collègue sous le nom d'*esthésique et achromatique* ne nous paraît nullement démontrée.

Nous nous en tiendrons dans notre statistique aux cas avérés de lèpre tuberculeuse et nerveuse.

Il faut comprendre, parmi eux, des faits dans lesquels la maladie, d'une bénignité exceptionnelle, ne se traduit que par des macules destinées à s'effacer ; nous avons observé plusieurs fois, particulièrement chez des Haïtiens, des faits semblables. Il y a là sans doute une forme atténuée de la maladie : nous ne connaissons aucun cas semblable développé en France.

Si nous n'avons pas jusqu'ici à Paris de cas de lèpre autochtone, nous ne pouvons nous empêcher de craindre que, dans un avenir peu éloigné, il n'en soit plus ainsi. Nous considérons comme très menaçant, à cet égard, l'accroissement si notable que présente à Paris le nombre des lépreux ; il faut y ajouter, comme une circonstance des plus fâcheuses, l'absence pour ainsi dire complète de mesures de défense : se fondant sur ce fait que l'on ne connaît pas de cas de transmission dans notre ville, on se comporte comme si cette maladie n'était pas contagieuse ; on ne tient compte ainsi, ni de notre histoire, ni des faits contemporains si démonstratifs qui se passent aux îles Sandwich et dans la Prusse orientale. Les lépreux de notre ville ne sont en aucune mesure surveillés. Lorsque, il y a quatre ans, nous avons demandé à l'Académie de médecine d'inscrire la lèpre au nombre des maladies dont la déclaration serait obligatoire, la grande majorité de nos collègues ont été d'accord pour rejeter cette proposition, de telle sorte que la transmission est possible, pour les malades de la ville, non seulement par les contacts directs que l'on ne peut empêcher, mais aussi par l'habitation et par le linge.

A l'hôpital Saint-Louis, les malades du pavillon payant sont de même complètement libres de leurs allées et venues, du moins de midi à neuf heures du soir : la possibilité de transmission par contacts intimes en ressort en toute évidence. Dans le pavillon même, ces malades sont relativement isolés, en ce sens qu'on les place tous au même étage et que les autres malades les tiennent dans une certaine mesure à l'écart ; mais il n'en est pas constamment ainsi, et d'autre part il y a des malades non lépreux dans ce même étage du pavillon payant ; enfin, le réfectoire et le jardin sont communs.

Pour ce qui est des malades reçus dans les salles communes, les contacts avec le dehors deviennent l'exception, bien que l'on ne refuse pas en général les permissions de sorties ; mais ces sujets sont couchés pêle-mêle avec les autres malades dans ces salles communes, ils y vivent dans le même air, partagent leurs jeux et parfois leurs rixes : c'est ainsi que, dernièrement, l'un d'eux a profondément mordu à la main un sujet exempt de cette maladie ; le linge est lavé en commun.

On ne peut nier que ces faits n'aient une réelle valeur négative ; ils prouvent que, comme la syphilis, la maladie n'est pas transmissible par le milieu extérieur, et que, malgré l'abondance des bacilles constatée par M. Jeanselme dans les sécrétions nasales, leur dissémination dans l'air et les poussières inspirées ne suffit pas à transmettre la lèpre.

Et cependant, en quoi nos services diffèrent-ils de ceux des pays chauds, tels que, pour prendre un exemple, Rio-de-Janeiro, où l'on voit assez fréquemment des infirmiers et aussi des religieuses être contaminés ? On ne peut guère invoquer, pour ces dernières, les contacts directs ; reste la transmission par le linge et peut-être aussi par les insectes qui, dans les pays tropicaux, deviennent des agents puissants d'infection. Le docteur Audain, qui a étudié la maladie à Haïti, attache de l'importance à la propagation par le linge (1) : contrairement à ce qui se passe dans ce pays, nos buanderies assurent complètement la destruction des microbes. On peut concevoir ainsi le défaut de transmission dans nos hôpitaux.

Mais il en est différemment pour la ville, et ce qui se passe à l'étranger doit nous faire présumer qu'un jour ou l'autre la maladie se transmettra de même chez nous.

Rien en effet ne peut faire supposer que nous jouissions d'une immunité à cet égard : nous savons que les Français contractent, en l'absence de toute influence héréditaire, la lèpre dans les colonies, qu'il y a eu autrefois un grand nombre de lépreux dans notre pays, si bien que l'on peut dire que la France a été un pays à lèpre, enfin que notre climat ne peut non plus être considéré comme préservateur, puisque la maladie s'observe par toutes les latitudes.

Selon toute vraisemblance, notre immunité actuelle ne doit donc être considérée que comme temporaire.

_____

(1) D'après les renseignements que nous a communiqués ce très distingué confrère, le linge de plusieurs familles est, dans ce pays, lavé simultanément à la rivière ; on ne le coule pas, on ne le fait pas bouillir comme en France ; on se contente de l'exposer aux rayons du soleil ; les bacilles peuvent ainsi y persister et transmettre la maladie par l'intermédiaire d'une simple érosion.

Ajoutons enfin que nous ne serons pas immédiatement renseignés si elle vient à disparaître : on sait en effet combien peut être longue la durée de l'incubation (d'après un fait rapporté par nous, trente-deux ans peuvent s'écouler avant que la maladie contractée ne se manifeste par des lésions apparentes). Il est donc possible que Paris, et en particulier notre hôpital Saint-Louis, contiennent, dès à présent, par contagion, des lépreux en incubation, sans que rien n'en fournisse l'indice.

CARACTÈRES DE LA LÈPRE A PARIS. — Ils ne nous paraissent différer en rien de ceux que présente cette maladie dans les autres pays.

D'une manière générale, on ne peut dire que la lèpre soit plus bénigne à Paris qu'ailleurs : la plupart de nos malades, tout au moins à l'hôpital, succombent au bout d'un laps de temps qui varie de quelques mois à quelques années.

De tous les lépreux observés à Saint-Louis depuis vingt ans, bien peu ont survécu : l'un d'eux est considéré par M. Besnier comme guéri ; un autre, dont vous pouvez voir les mains moulées à deux périodes de sa maladie, présente actuellement une forme anesthésique et se trouve dans un état de santé générale relativement satisfaisant, mais il a encore néanmoins, de temps à autre, de légères poussées qui se traduisent surtout par des ulcérations passagères. Ainsi que nous l'avons indiqué déjà, d'après les observations de M. Besnier, le pronostic est moins défavorable pour les malades de la ville ; il a vu, chez plusieurs, les lésions rétrocéder sans nouvelles poussées.

Le plus grand nombre des lépreux que nous avons vus mourir ont succombé à des tuberculoses pulmonaires.

Faut-il invoquer, pour expliquer la fréquence de cette terminaison, le voisinage des nombreux lupiques qui séjournent constamment dans nos salles ? Il est possible qu'ils fournissent le bacille, bien qu'ils ne représentent qu'une tuberculose atténuée, alors que nos lépreux succombent au contraire le plus souvent à des formes rapidement destructives de tuberculose pulmonaire ; on n'observe, à Saint-Louis, que chez les lépreux, ces cas de tuberculose d'origine hospitalière ; selon toute vraisemblance, les toxines du bacille de Hansen transforment les poumons des lépreux en des milieux éminemment favorables à la greffe, à la rapide multiplication et à l'augmentation de la virulence des bacilles de Koch (1).

La constatation d'un certain nombre de cas frustes, caractérisés seulement par des macules persistantes ou des troubles isolés de la sensibilité, a fait naître cette idée que la lèpre s'atténue dans notre

(1) Nous signalerons, en faveur de cette interprétation, les poussées aiguës de tuberculose que nous avons vues se produire chez des lépreux, en 1890, après des inoculations de lymphe de Koch.

ville; elle n'est pas d'accord avec ce que nous observons à l'hôpital, et nous n'avons pas de données statistiques suffisantes pour établir que, chez les malades de la ville, ces cas s'observent plus souvent que dans les pays à lèpre ; elle nous paraît, à priori, peu vraisemblable, car la France a été, pendant des siècles, un pays à lèpre ; elle n'est pas sans danger, car elle contribue efficacement à l'invasion de notre pays par les malades exotiques, au péril de notre santé publique.

TRAITEMENT ET PROPHYLAXIE. — Nos lépreux sont constamment soumis à un traitement intensif sans que nous puissions avoir la certitude d'agir efficacement sur leur maladie. Ainsi que nous l'avons fait remarquer récemment dans un rapport à l'Académie de médecine, il est difficile d'apprécier l'action de la thérapeutique dans une maladie qui a pour caractère essentiel de procéder par poussées survenant à des intervalles très irréguliers et suivies de régression ; elle présente ainsi des phases d'aggravation suivies presque constamment d'améliorations que les observateurs les plus consciencieux peuvent être tentés de rapporter à leur intervention thérapeutique alors qu'elles résultent exclusivement de la marche naturelle de la maladie. Le médicament efficace serait celui qui accélérerait et accentuerait le mouvement normal de régression et empêcherait des poussées nouvelles de se produire. Il ne nous paraît pas démontré que, ni l'huile de chaulmoogra, ni le baume de gurgum, ni le hoang-nan, ni le sérum de Carrasquilla satisfassent à ce desideratum, car la plupart des cas marchent, malgré leur emploi, le plus souvent lentement, mais sûrement, avec des étapes de repos et des périodes parfois prolongées d'amélioration, vers une terminaison fatale. On n'est pas cependant en droit de leur refuser toute action, car chacun d'eux possède, à son actif, des cas favorables; comme tous nos sujets sont soumis à l'une ou l'autre de ces médications, nous ne connaissons pas la marche naturelle de la maladie et nous ne pouvons savoir si, abandonnée à elle-même, elle présenterait les mêmes rémissions et parfois ces améliorations qui équivalent presque à une guérison : la question reste à l'étude.

La *prophylaxie* est encore, de beaucoup, le meilleur moyen de défense contre cette maladie.

Il résulte des faits que nous venons d'énoncer que, si Paris n'est plus depuis longtemps un pays à lèpre en ce sens que cette maladie n'y est plus jamais autochtone, il est à craindre qu'il ne le redevienne par le fait de l'augmentation rapidement croissante du nombre de lépreux qui y affluent des pays infectés pour y chercher la guérison; nous ne pouvons que renouveler ici l'expression des inquiétudes formulées à cet égard, en 1887, par M. Besnier.

Si le danger paraissait imminent, il y aurait à prendre une mesure

radicale qui serait d'interdire l'entrée en France, par nos ports mari.
times, à tout sujet atteint de lèpre, comme on le fait temporairement
pour les malades atteints de la peste, du choléra et de la fièvre jaune.

Cette mesure ne soulèverait pas pratiquement de grandes difficul-
tés, car la maladie a pour siège d'élection les parties découvertes, et
un médecin expérimenté pourrait réclamer, à l'arrivée des navires
provenant de pays à lèpre, l'examen des sujets qui lui paraîtraient
suspects ; on aurait ensuite, comme second moyen d'investigation, la
déclaration obligatoire de tous les cas qui se produiraient à bord.

Étant donné que la maladie nous est presque constamment importée
par des navires provenant des pays chauds, l'enquête, à leur arrivée,
pourrait être faite sommairement et sans procédé vexatoire.

Mais nous n'en sommes pas là, et, aussi longtemps que l'on n'aura
pas vu se produire de cas parisiens, on se refusera à employer chez
nous de tels moyens de défense.

Par la même raison, on ne peut davantage songer à isoler les
lépreux de la ville ; cette pratique n'est plus dans nos mœurs, et il
faudrait un péril imminent pour la faire remettre en usage.

En attendant, nous croyons urgent d'exiger, pour ces malades de la
ville, la déclaration, et, comme conséquences, la désinfection des
lieux habités par eux quand ils viennent à les quitter, ainsi que l'invi-
tation à faire passer à l'étuve les linges qui leur ont servi.

L'isolement pourrait au contraire facilement être réalisé dans les
hôpitaux, d'une manière relative pour les malades payants, absolue
pour ceux des salles communes.

Pour les malades payants des hôpitaux, nous demandons la création de salles spéciales, l'interdiction du séjour en commun avec les
autres malades, l'obligation de faire passer le linge à l'étuve.

Pour les malades internés dans les hôpitaux, la création de salles
et de services spéciaux est également nécessaire.

Peut-être y aurait-il lieu même, dans ces services spéciaux, de
pratiquer un isolement relatif des malades gravement atteints, et particulièrement de ceux qui présenteraient des manifestations ulcéreuses
ou des altérations, soit des fosses nasales, soit du larynx ou du voile
du palais, pouvant donner lieu à une infection par l'air expiré, car on
peut craindre qu'une agglomération de ces malades ne devienne par
elle-même un foyer d'infection ; ce serait encore là une explication
possible de la contamination des serviteurs dans les hôpitaux spéciaux des pays à lèpre, alors qu'ils sont restés, jusqu'ici, complètement indemnes à l'hôpital Saint-Louis, où, avant ces derniers mois,
il n'y avait jamais eu que des cas isolés.

La gravité de la maladie, sa puissance de propagation dans beaucoup de pays, les faits incontestables de contagion qui ont été mis en

lumière dans ces dernières années, le défaut d'immunité de la race française et les tristes enseignements de notre histoire sont autant de raisons qui nous autorisent à jeter de nouveau un cri d'alarme et justifient la mise en œuvre des mesures purement défensives qui viennent d'être énumérées.

IMPRIMERIE LEMALE ET Cie, HAVRE

www.ingramcontent.com/pod-product-compliance
Ingram Content Group UK Ltd.
Pitfield, Milton Keynes, MK11 3LW, UK
UKHW020206080726
13614UKWH00006B/2650